GUÍA DE

SUPERVIVENCIA

DE LOS
ASISTENTES
de ENFERMERÍA

EDICIÓN EN ESPAÑOL

*Sugerencias y técnicas para el
trabajo más importante de América*

GUÍA DE
SUPERVIVENCIA
DE LOS
ASISTENTES
de ENFERMERÍA

EDICIÓN EN ESPAÑOL

*Sugerencias y técnicas para el
trabajo más importante de América*

Dr. Karl Pillemer

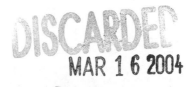

THOMSON

DELMAR LEARNING

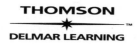

THOMSON
DELMAR LEARNING

Guía de supervivencia de los asistentes de enfermería-Edición en español
por el Dr. Karl Pillemer

Vicepresidente de la Unidad de asistencia sanitaria
William Brottmiller

Directora de Editorial:
Cathy L. Esperti

Editora de Adquisiciones:
Marah Bellegarde

Gerente de Marketing Ejecutivo:
Jennifer McAvey

Asistente de Editorial:
Erin Adams

Editor de Producción:
James Zayicek

Library of Congress Cataloging-in-Publication Data

ISBN 14018-5658-6

Información para el lector

El editor no avala o garantiza ninguno de los productos descritos en el presente ni realiza análisis independiente alguno respecto de la información del producto contenida en el presente. El editor no asume, y niega expresamente, cualquier obligación de obtener e incluir información distinta de la suministrada a éste por el fabricante.

Se advierte expresamente al lector considerar y adoptar todas las precauciones de seguridad indicadas por las actividades contenidas en el presente y evitar todos los peligros potenciales. Al seguir las instrucciones contenidas en el presente, el lector asume voluntariamente todos los riesgos relacionados con tales instrucciones.

El editor no formula declaraciones o garantías de naturaleza alguna, incluyendo sin limitación, las garantías de aptitud para un fin en particular o comerciabilidad y tales declaraciones no podrán ser inferidas respecto del material incluido en el presente; el editor no asume responsabilidad alguna respecto de dicho material. El editor no será responsable por los daños especiales, indirectos o ejemplares resultantes en forma total o parcial del uso de o fundamento en este material por parte del lector.

Contenidos

Este libro está dedicado a usted,

asistente de enfermería, por todo lo que

hace para cuidar a nuestros débiles ciudadanos ancianos.

Introducción

Motivo de este libro

Existen muchos motivos por los que decidimos escribir este libro. Pero el más importante es que consideramos que usted realiza uno de los trabajos más importantes del mundo. No existe ninguna otra profesión más meritoria que trabajar directamente y en forma personalizada con alguien que se encuentra en las etapas finales de la vida. Cuidar a los ancianos es una tarea noble.

Nuestra vasta experiencia nos ha enseñado que los CNA (Certified Nursing Assistant, asistente de enfermería con certificación) necesitan contar con dos clases de conocimientos para llegar a ser realmente exitosos en sus trabajos. Una clase de conocimiento es el que usted ya posee: las habilidades técnicas para poder realizar su trabajo. Entre las cosas que ha aprendido se destacan: cómo bañar y alimentar a los pacientes; procedimientos de transferencia, control de infecciones, derechos de los pacientes y cómo completar el papeleo.

Pero esto es solo una parte del trabajo, y no precisamente la más difícil. Para muchos CNA, la parte más complicada consiste en el manejo de las relaciones interpersonales y las cuestiones emotivas del trabajo. Esto incluye cosas tales como el trato con familiares enfadados, el trabajo con pacientes agresivos, la tristeza por los pacientes que mueren, el trabajo con un supervisor complicado, la gestión inteligente del tiempo y la reducción del estrés. El trabajo de los CNA es extremadamente complicado. Para tener éxito, es necesario que desarrolle sus habilidades como una "persona realmente humana".

Por tal motivo, este libro le será de mucha utilidad.

¿Cómo debe emplear este libro?

En este libro, le ayudaremos a que enfoque su situación laboral con los ojos bien abiertos. No vamos a ocultar las partes difíciles de ser un CNA, no nos creería si lo hiciéramos. Lo que vamos a hacer es ayudarle a que disfrute y valore las partes gratificantes de su trabajo y sobreviva a las partes difíciles.

Le facilitaremos la información que necesita para sacar el mayor provecho a su trabajo de CNA. Nuestras sugerencias se basan en la observación del trabajo de CNA experimentados.

Si es nuevo en el trabajo de CNA, nos interesa ayudarle para que su comienzo sea excelente. Si es un CNA experimentado, le ofreceremos nuevas habilidades e ideas para que su vida laboral sea mejor. Este libro le suministra información importante (pero también hemos tratado de que le resulte entretenido).

He aquí lo que hicimos

Relacionándonos con los CNA, supimos cuáles consideran que son las partes más difíciles del trabajo. Se trata de las clases de situaciones donde usted pregunta: ¿Qué hago ahora? Hemos analizado siete de los temas realmente difíciles y encontramos algunas respuestas. Conversamos con expertos conocidos y con muchos CNA (que también son expertos).

Cada uno de los capítulos le presenta un problema exclusivo y le ayuda a enfocarlo de otra forma. Obtendrá información paso a paso sobre cómo hacer frente al problema. Leerá los consejos de otros CNA. Y aprenderá que no está solo enfrentándose a ese problema: también hay muchas personas tratando de resolverlo.

Estas son las cuestiones que se analizarán en este libro:

- Manejo del estrés en el trabajo.
- Trato de la muerte en el trabajo.
- Ser un buen comunicador.
- Llevarse bien con su supervisor.
- Relación con los familiares.
- Trabajo con pacientes enfadados y agresivos.
- Equilibrio entre el trabajo y la familia.

No debe sentarse y leer este libro de principio a fin. Algunas personas sentirán deseos de hacerlo (el tipo de persona que tiene que comerse todo antes de pasar al postre), mientras que otras quizás quieran leer los capítulos que más le interesen. Una vez leído el libro, quizás le interese consultarlo de vez en cuando para refrescar estos temas.

Nadie sabe cómo proceder frente a todas las situaciones que surgen en una enfermería, pero en los siguientes capítulos hemos reunido el mejor asesoramiento disponible. Consideramos que lo encontrará útil y alentador.

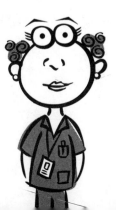

¿Qué hago cuando...

estoy demasiado estresado?

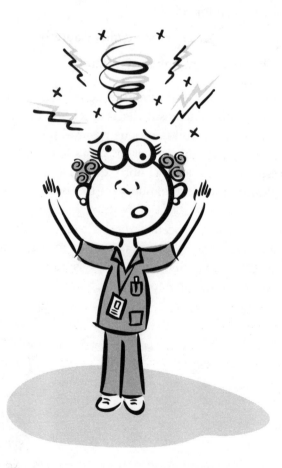

Los asistentes de enfermería tienen un trabajo estresante. Según un estudio, más de dos tercios del personal de las enfermerías afirman haberse sentido estresados y agotados al menos en algún momento. Afortunadamente, el estrés no tiene por qué arruinar su vida laboral. Cuanto mejor se entiendan las causas y los efectos del estrés, más fácil resultará resolver los problemas diarios y el trabajo será más fácil.

1er Lo primero que debe hacer:

Comprender el estrés de los CNA (Certified Nursing Assistant, asistentes de enfermería con certificación)

Sandra empezó mal el día. Su hija se despertó con catarro y no pudo ir a la guardería. Buscó a una canguro, pero después tuvo problemas para arrancar su coche. Cuando llegó al trabajo 15 minutos tarde, se enteró de que otro de los asistentes de enfermería estaba enfermo. Como no se pudo encontrar a nadie que le sustituyera, tendrían que trabajar con la plantilla incompleta ese día.

Cuando comenzó a trabajar, Sandra empezó a preocuparse por lo que le restaba de día. Se preguntaba: "¿Cómo voy a hacerlo todo si además falta una persona?" Sentía que el corazón le empezaba a latir más fuerte, que su estómago se estrechaba y que su respiración se aceleraba. Pensó: "Tal vez sea yo la que necesite faltar al trabajo por motivos de enfermedad".

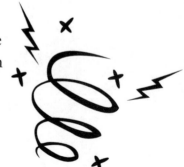

Sandra está experimentando los síntomas típicos del estrés. Todos nos sentimos así de vez en cuando en nuestro trabajo. Consiste en un estado de agobio por todo lo que tenemos que hacer y por tener que hacer las cosas en plazos que resultan difíciles de cumplir. Y los problemas en casa también aumentan nuestro nivel de estrés en el trabajo.

¿Qué es el estrés?

El estrés se origina cuando sentimos que hay una amenaza contra nuestro bienestar y no sabemos cómo afrontarla. Puede imaginar lo que ocurre cuando hay una amenaza física, por ejemplo, si un perro grande y enfadado le persigue. Su cuerpo reacciona rápidamente preparándose para combatir la amenaza o para escapar de ella.

Su cuerpo reacciona de la misma manera incluso cuando la amenaza no se materializa ante sus ojos. Cuando tenemos demasiado trabajo nuestro cuerpo experimenta varias reacciones: los músculos se tensan, la digestión se hace más pesada, aumenta el azúcar en la sangre, se acelera el ritmo cardíaco y el de la respiración, (¿le resulta familiar?).

Si el estado de estrés se repite con frecuencia podemos empezar a tener problemas emocionales y físicos. Algunos signos que indican un nivel de estrés demasiado elevado son:

- sensación de incapacidad de tranquilizarse o relajarse.

- exasperación ante cosas sin importancia.

- sensación de ansiedad y tensión prolongada durante muchos días.

- problemas de concentración.

- sensación de cansancio excesivo.

- síntomas físicos como dificultades para conciliar el sueño o dolores de cabeza tensionales.

- ingestión más frecuente de alcohol o medicinas.

Independientemente del deseo de ayudar a los demás y del esfuerzo por mantener una actitud positiva, existen días en los que ser asistente de enfermería puede hacerle sentirse vacío y triste. El término "agotamiento" describe muy bien estos sentimientos. Cuando decimos que estamos "agotados" queremos decir que nos sentimos abrumados, estresados o infelices debido a nuestro trabajo.

El estrés y el agotamiento constituyen problemas muy importantes para los CNA. Según los estudios que hemos realizado, alrededor del 70% de los CNA afirman sentirse agotados en algún momento. Dicen que sienten como si a menudo no pudieran realizar todas las tareas que se les asignan. El estrés de trabajar en una unidad que no cuenta con el suficiente personal también provoca agotamiento. Los CNA nos dicen que los problemas con sus supervisores, con otros CNA, con familiares y con los pacientes son fuentes de estrés y de agotamiento.

Además de estos problemas, el estrés también causa problemas en la enfermería. ¿Por qué? Porque cuanto más estrés y agotamiento haya, mayor será la probabilidad de que los CNA dejen sus trabajos. Y las personas que se sienten agotadas no pueden llevar a cabo su trabajo eficientemente.

 El siguiente paso:

Atajar el estrés desde el momento en que se empiecen a manifestar sus síntomas

Cuando empiece a sentirse agotado, necesitará unas pautas a seguir. Aquí se exponen tres pautas que se pueden seguir desde el momento en el que se empiece a sentir estresado. Estas tres actividades son útiles a la hora de reducir el estrés. Practíquelas y elija la que más le convenga.

Para relajarse, respire profundamente

El estrés hace que su respiración sea más rápida, lo cual le hace sentir más estresado. Para evitar este problema, tómese tiempo para respirar profundamente cuando se sienta estresado. Pronto se sentirá calmado de nuevo. Respire por la nariz mientras cuenta hasta cinco lentamente. Libere la respiración al mismo ritmo lento, contando hacia atrás de cinco a uno. Repítalo varias veces, inhale: 1, 2, 3, 4, 5, exhale: 5, 4, 3, 2, 1.

Para relajarse, ¡tense los músculos!

Tensar y relajar los músculos puede ser una buena manera de relajarse. Tómese unos minutos para hacer este ejercicio. Comience cerrando los ojos y apretando los dientes. Tras tres o cuatro segundos relaje los ojos y la mandíbula y experimente la sensación de calidez mientras desaparece la tensión. Repita este paso con la cabeza muy metida entre los hombros y tensando los músculos del estómago. De nuevo, relájelos después de unos segundos y sienta la diferencia. Ahora intente tensar sus manos y sus brazos, y vuelva a relajarlos para experimentar el cambio. Finalmente, tense las piernas y los dedos de los pies. Cuando los relaje, deje sentir el estado de calma y relajación en todo su cuerpo.*

Ser consciente del estrés

El médico e investigador de Boston, Dr. Herbert Benson, es uno de los expertos más importantes en reducción del estrés. Sugiere que se puede reducir el estrés siendo consciente de este estado. Con "ser consciente" se refiere a centrar la atención en lo que se experimenta en un momento dado. De esta manera, una persona sabe, se da cuenta, de cuáles son sus sentimientos y de lo que está ocurriendo a su alrededor. Esto le ayuda a relajar sus pensamientos y a lograr lo que Benson llama la "respuesta de relajación".

De su libro, *The Wellness Book*,** hemos extraído algunas de sus sugerencias basadas en el "ser consciente" para relajarse durante un día laboral:

- En lugar de ir con prisas a su rutina normal, relájese y disfrute de algo especial de la mañana: una flor que florece, el canto de los pájaros, el viento en los árboles.

- Cuando se detenga en un semáforo, busque signos de tensión física en su cuerpo. Baje los hombros, relaje las manos en el volante, y suavice los músculos de la cara. ¿Puede evitar las prisas de pasar los semáforos en ámbar y adelantar coches?

- Cuando llegue a su lugar de trabajo...tómese un momento para orientarse, respire con calma y relaje su cuerpo. Después puede comenzar.

- [En el trabajo] localice los signos de tensión física. Céntrese en respirar tranquilamente durante un momento y libere la tensión.

- En el trayecto de regreso a casa, ¿puede hacer de manera consciente el cambio del trabajo a casa? Si es posible, después de saludar a su familia o compañeros de piso, tómese unos minutos de soledad para facilitar la transición.

- Cuando se vaya a dormir, olvídese de todo lo de hoy y lo de mañana y céntrese en respirar tranquilamente durante unos minutos.

¿Qué más puedo hacer?

Considerar algunos cambios en su estilo de vida

Si realiza las actividades mencionadas anteriormente, será capaz de mantenerse calmado en el trabajo incluso cuando parezca que las cosas se descontrolan. No obstante, también necesita observar si algunas cosas de su vida son susceptibles de modificación para que no se estrese tan fácilmente. Piense en esto:

Observe su estilo de vida

Cambiar algunas costumbres hará que disminuya el estrés. Eliminar la cafeína, por ejemplo, liberará ansiedad y los nervios. Dormir ocho horas garantizará su funcionamiento óptimo. Y hacer ejercicio físico durante media hora, tres o cuatro veces a la semana puede ayudarle a reducir su nivel de estrés y a mejorar su sentimiento de bienestar. Esto no significa que tenga que ir al gimnasio. Puede caminar si aparca su coche más lejos del trabajo. Puede poner una cinta de aerobic en casa, o simplemente subir las escaleras de su edificio. Hacer ejercicio le hará sentirse mejor cuando esté en el trabajo.

Busque apoyo social

El apoyo social ayuda a reducir bastante el estrés. Cuando se está deprimido, se necesita a los amigos, especialmente en un establecimiento de cuidado a largo plazo. Hable acerca de los problemas que están provocando el estrés. Comparta las soluciones con otras personas.

Busque a personas positivas que sepan afrontar bien el estrés y el esfuerzo que supone el trabajo. Aunque todos nos quejamos alguna vez, evite trabajar con compañeros de trabajo que siempre se estén quejando. Puede que eso les haga sentirse mejor (aunque probablemente no), pero al menos no contribuirá a hacerle sentir mal. La respuesta a la desmoralización es el ánimo: busque compañeros de trabajo que le levanten el ánimo. Y recuerde hacer lo mismo por ellos cuando se sientan mal.

Busque ayuda profesional si la necesita

El estrés puede deteriorar lo mejor de las personas. Si los síntomas relacionados con el estrés no desaparecen, puede que quiera consultar a un especialista. Si en su lugar de trabajo hay un programa de ayuda al trabajador (o EAP, Employee Assistance Program, programa de ayuda al trabajador), puede empezar allí. De no ser así, un asistente social o un médico privado podrá ser una buena ayuda. Los profesionales capacitados pueden ayudarle a combatir el estrés y a mejorar su calidad de vida.

 ## ¿Qué nos dicen los CNA?

Estas son algunas de las respuestas de los CNA a la pregunta:

¿Qué hace cuando se siente estresado?

JUANITA FERGUSON
Mark Rest Center, McConnelsville, Ohio

"Hago tonterías con los otros ayudantes de enfermería. Bromeamos. Intento dar poca importancia a la situación".

PAT WESTON
El Carino TCU, Santa Fe, Nuevo México

"Hablo con alguien, ya sea con el supervisor, el administrador o con otro ayudante. Si tengo que tratar con un paciente difícil quizá consulto a otro ayudante acerca de cómo se ha ocupado de él en el pasado. O si

otro ayudante puede tratar al paciente un poco mejor que yo le pido que nos intercambiemos y me ocupo de uno de los suyos. Vengo a trabajar sabiendo que hay ciertas cosas que tengo que hacer y hago mi trabajo".

EDNA FULLENWINDER
Inman Health Care, Inman, Carolina del Sur

"Voy y hablo con algunos pacientes, algunos cuentan buenos chistes. Me hacen sentir mejor y olvidar los problemas. Algunos recuerdan mi nombre, los nombres de mis hijos, el de mi marido y el de mi madre. Quieren hablar de ello".

JOYCE COLEMAN
Preakness Hospital, Haledon, Nueva Jersey

"Tenemos reuniones del grupo de colegas una vez al mes presididas por nuestro asistente social de planta. Los supervisores no están presentes, por lo que puedes decir lo que quieras. Utilizamos estas reuniones para liberarnos de nuestras frustraciones".

CHERYL KNIGHT
Parkview, Paducah, Kentucky

"Tenemos a una gran enfermera encargada, por lo que comparto las cosas con ella. Siempre parece saber hacer y decir lo apropiado, incluso si es simplemente un abrazo"

Recuerde

- Duerma lo suficiente.

- Evite tomar demasiada cafeína.

- Realice ejercicio físico de forma regular.

- Hable con otras personas sobre los problemas del trabajo.

- Consulte a un especialista o a un médico si se siente muy estresado.

- Utilice la técnica de la respiración profunda y de relajación en el trabajo si se siente estresado.

Bibliografía:

* Ronald G. Nathan, Thomas E. Staats, y Paul J. Roschand, *The Doctors' Guide to Instant Stress Relief*.

** *The Wellness Book;* Herbert Benson y Eileen M. Stuart; Simon y Schuster, 1992; páginas 56-57.

¿Qué hago cuando...

fallece un paciente?

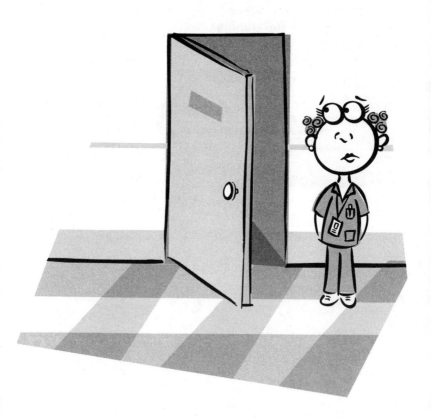

Desafortunadamente, los pacientes fallecen a todas horas en las enfermerías. Esto puede hacerle sentir triste, estresado y agotado. Muchos CNA encuentran muy difícil superar la tristeza que sienten después de la muerte de un paciente al que se encuentran unidos.

La gente puede pensar que los CNA acaban por acostumbrarse a la muerte de los pacientes. Sin embargo, los expertos han descubierto que los asistentes de enfermería quedan seriamente afectados por la muerte de los pacientes. Los CNA son los que hacen que la vida continúe en la clínica después de la muerte de un paciente. Pero es importante que se tomen un tiempo para asumir la muerte de los pacientes a los que estaban especialmente unidos.

Lo primero que debe hacer:

Comprender y aceptar la tristeza

PREGUNTA: **¿Qué tienen en común los siguientes síntomas?**

Nudo en la garganta • debilidad • falta de aire • la necesidad de suspirar • un sentimiento de vacío • debilidad • llanto • desmayo • sudoración anormal

RESPUESTA: **Todos estos síntomas pueden ser el resultado natural de la pérdida de alguien querido.**

Todos los síntomas de la aflicción por la pérdida de un ser querido enumerados anteriormente son parte de un proceso denominado tristeza. E independientemente de lo acostumbrado que esté al hecho de que sus pacientes mueran, sentirá pena cuando pierda a un paciente cercano. Si es un CNA experimentado, probablemente habrá sentido tristeza más de una vez. Sin embargo, al igual que muchas personas, puede que no sepa cómo controlarlo. La muerte de los pacientes y la necesidad de llorar la pérdida es una de las principales causas de estrés y de agotamiento de los CNA.

La tristeza es un proceso normal y natural. De hecho, muchos expertos creen que desahogarse nos ayuda a recuperarnos de una muerte. Desafortunadamente, en el trabajo de las enfermerías no siempre resulta fácil pasar por el proceso de tristeza.

El sentimiento de tristeza por una muerte provoca síntomas físicos. A veces, una persona afligida no puede comer, dormir, o llevar a cabo muchas de sus actividades diarias. Esta situación empeora para los asistentes de enfermería, que no disponen de tiempo para afligirse y que además tienen que cumplir con las exigencias de su trabajo.

¿Qué es la "tristeza"?

Muchos expertos sugieren que las personas que sienten tristeza, a menudo comparten experiencias comunes:

- Las reacciones más comunes hacia la muerte son sentimientos de shock, adormecimiento e incapacidad para asumir que la persona ha muerto.

- El shock y la incredulidad desembocan muchas veces en el deseo de que la persona fallecida vuelva. Durante este período, es normal que la persona afligida eche mucho de menos a la persona fallecida.

La gente a veces cree escuchar la voz de la persona fallecida o incluso ve su imagen. Entre estos sentimientos también se pueden incluir la culpabilidad, irritabilidad, inquietud o muchos de estos y de otros sentimientos a la vez.

- Las personas pueden padecer depresión o ansiedad mientras dure el sentimiento de tristeza.

- No obstante, hay una buena noticia: se recuperará del sentimiento de tristeza. Después de la recuperación, la persona puede llegar a verse desde una nueva perspectiva y a menudo siente que ha aprendido algo de la experiencia.

Puede que no experimente todos estos síntomas con sus pacientes, o que sólo los experimente levemente. Pero hemos oído a muchos asistentes de enfermería decir algo así: "¿Qué?" ¿Ha muerto la Sra. S? ¡No puede ser! ¡Ayer mismo estuve hablando con ella y parecía estar bien!" Lo importante es: Necesita desahogarse para sentir estas emociones en el caso de que aparezcan.

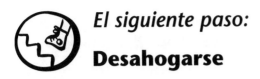

El siguiente paso:
Desahogarse

Siga su propio ritmo

Los asistentes de enfermería deberían recordar que todo el mundo se desahoga de una u otra forma y a su manera. Desahogarse nunca resulta fácil, pero es algo normal. Nadie puede quitarle el dolor que se siente durante el luto. Sin embargo, saber qué esperar del sentimiento de tristeza (por ejemplo, que es normal estar apenado) ayuda. Hablar con los amigos y la familia de cómo se siente, también puede ayudar.

Franne Whitney Nelson, experta en situaciones dolorosas a causa de fallecimientos ofrece el siguiente consejo:

"Como las estancias de los pacientes en la mayoría de las enfermerías suele ser larga, los asistentes de enfermería pueden llegar a establecer un lazo de unión muy estrecho con muchos de los pacientes. De hecho los asistentes de enfermería llegan a querer tanto a los pacientes como a sus propios familiares. Por tanto, cuando un paciente fallece, puede ser igual que si hubiera muerto un miembro de la familia.

Siempre nos afecta cuando alguien muere. Si no lloramos, las lágrimas que no se derraman se acumulan y esto puede tener muchos efectos negativos, tanto psicológicos como físicos. Los asistentes de enfermería deben desahogarse. Deben derramar las lágrimas que vengan de manera natural. No hay lágrimas más nobles que las que se derraman por otros. Si no se llora se alienta a los otros a que hagan lo mismo, cuando realmente, lo que los asistentes de enfermería deberían hacer es crear un ambiente en el que llorar no resulte vergonzoso.

Por eso, seremos honestos. Cuando se trabaja en una enfermería, se tiene una visión cercana de una realidad de la vida en la que a menudo preferimos no pensar. La gente envejece, enferma y muere. Como CNA, tiene que aprender a hacer frente a la tristeza que siente.

Recuerde que la tristeza es un sentimiento real y natural. La clave para ayudar a otros CNA a hacer frente a la tristeza es ser paciente y comprender que la tristeza es algo que todos compartimos. Algún día también necesitará la ayuda de otros. Su compasión y generosidad hacia un compañero de trabajo puede empezar por crear un ambiente en el que se hable abierta y honestamente acerca de la muerte y del dolor que forman parte inevitable del trabajo en una enfermería.

¿Qué nos dicen los CNA?

Muchos CNA profesionales nos dicen que cuidar de las personas moribundas es uno de los aspectos más gratificantes de su trabajo. Hemos entrevistado a dos CNA que han reflexionado mucho acerca de este tema: Marie Welch y Edward Diggins del Mariner Health Care de Merrimack Valley, Amesbury, Massachusetts. Esto es lo que dijeron:

¿Cuál fue su primera experiencia con la muerte en el trabajo?

Marie: *"Estaba asustada. Era nueva y alguien murió durante mis primeras horas de trabajo. Me dejó con la impresión de que si iba a ver morir a alguien necesitaba que alguien me acompañara. Es muy diferente a la muerte de un familiar; no tiene nada que ver".*

Edward: *"En realidad ocurrió hace tres semanas. Sólo llevo trabajando aquí seis meses, por lo que esa fue mi primera experiencia. Se llamaba Annie y su calidad de vida en ese momento no era muy buena. Para mí no fue una sorpresa. Me dejó un poco triste porque los CNA se acostumbran a cuidar de alguien y pasado un tiempo esa persona ya no está. Así es como sentí la pérdida. Cuando una persona famosa muere, te das cuenta de que ya no está".*

¿Alguna vez ha tenido que preparar el cuerpo de un paciente que acaba de morir? Y si lo ha hecho, ¿Cómo afrontó la situación?

Marie: *"Sí, mi primer día de trabajo. Por eso estaba tan asustada. Para afrontarlo…ahora hablo al cuerpo como si la persona estuviera aún viva. Les digo, "Bueno, ahora te voy a dar la vuelta". Estoy acostumbrada a cuidar de las personas de esta manera cuando están vivas, y así continúo haciéndolo cuando mueren".*

¿Qué es lo que le resulta más duro cuando se enfrenta a la muerte de los pacientes?

Edward: *"Ver cómo sus familias se enfrentan a la pérdida. Quiero dar apoyo, pero yo tampoco me siento bien. Así que doy más prioridad a las necesidades de los demás que a las mías. Ese es mi trabajo, y hacia eso lo enfoco".*

Marie: *"Como dijo Edward, lo más difícil resulta ver a los familiares. Cuidas de ellos, les hablas honestamente y les haces sentir bien. Intentas reprimirte hasta llegar a casa".*

¿Cómo reacciona su familia?

Marie: *"Lo comprenden. Saben que forma parte del trabajo".*

¿Cuál es el factor determinante para que un CNA permanezca en su profesión? ¿Cómo es la persona que se encarga de la muerte?

Edward: *"Para algunas personas, el sentimiento de tristeza es demasiado agobiante. Se encariñan con una persona y no saben cómo desvincularse. A veces se cansan de llevarse a casa la tristeza del trabajo. Es una elección de vida que tienen que hacer. Se espera que los asistentes de enfermería hagan todo el trabajo físico y emocional al mismo tiempo. Cuando los CNA separan las dos cosas o no las equilibran es cuando abandonan. Aquí no funciona la negación".*

Marie: *"La muerte a veces estresa tanto a las personas que huyen de ella. No quieren pensar ni enfrentarse a ella. Si quieres ser un CNA, tienes que tener un estómago muy fuerte, una voluntad de hierro y buen corazón. También tienes que saber bromear. Todo el mundo no puede hacer este trabajo".*

¿Cuál sería su consejo para que los nuevos asistentes de enfermería se adapten a este tipo de ambiente?

Marie: *"Sugeriría que los supervisores y los otros CNA no pongan a los nuevos asistentes en situaciones parecidas a la que yo viví cuando empecé. Que empiecen preguntando si quieren estar en la habitación cuando el cuerpo esté preparado y lavado. Permitirles que observen y que pregunten. Simplemente, que les dejen tomarse su tiempo".*

Edward: *"Estoy de acuerdo...tomarse las cosas con calma. Ha elegido este trabajo, así es que no debería sorprenderse. No obstante necesita prepararse. Antes de empezar el trabajo, es bueno pensar en tu propia experiencia con la muerte, tal vez con algún familiar, y después que tus sentimientos sirvan de guía. Esto ayuda a equilibrar los lazos afectivos. Hay que tener siempre presente que los pacientes dependen de ti, no tú de ellos. Tener esto en cuenta hace que la carga sea menos pesada. Si haces bien tu trabajo, el paciente pasa sus últimos días a gusto y eso te debería hacer sentir bien en tu trabajo.*

¿Cómo se ayudan los asistentes de enfermería durante esos momento de la pérdida?

Edward: *"Hablamos mucho y nos desahogamos. De todos modos, en este trabajo se habla siempre del progreso del paciente, de los familiares, de lo que se necesita hacer. La capacidad de asumir una muerte y poder continuar con las tareas diarias de la enfermería se consigue de un modo gradual, no de la noche al día. Es una experiencia compartida, común para todos nosotros. Nosotros no vamos por nuestra cuenta, sino que hablamos de nuestros sentimientos y de nuestros estados de ánimo. Es casi como tener a un terapeuta porque las emociones no se quedan dentro, no es un secreto y poco a poco los sentimientos florecen".*

Recuerde

Cuando un paciente fallezca, no olvide...

- desahogarse.

- pedir ayuda a otros empleados.

- ofrecer ayuda a otros compañeros afligidos.

- ofrecer ayuda a la familia del paciente.

¿Qué hago cuando...

tenga problemas de comunicación?

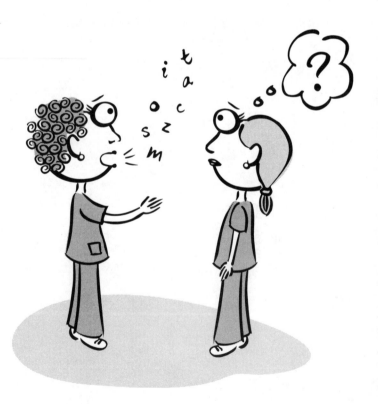

Los mejores CNA son también buenos comunicadores. ¡Tienen que serlo! Los asistentes de enfermería intervienen en casi todos los intercambios de información que se producen en una enfermería. Sin embargo, pueden surgir problemas. A menudo necesita comunicarse con personas que tienen poco tiempo y menos paciencia. A veces tiene que trabajar con personas que no parecen comunicarse claramente. En otras ocasiones, y esto puede ser lo más difícil de todo, le piden que escuche a una persona descontenta o enfadada cuando no hay nada que pueda hacer al respecto.

La mayoría de nosotros no encontramos problemas para comunicarnos cuando todo está tranquilo. Pero cuando nos sentimos estresados resulta más difícil escuchar bien y hablar correctamente. No obstante, hay buenas noticias: todo el mundo puede aprender a ser un buen comunicador, ¡en serio! Los expertos que han estudiado las situaciones que se producen en las enfermerías sugieren algunas habilidades de comunicación específicas que funcionan bien en situaciones de tensión.

Lo primero que debe hacer:
Mejorar sus habilidades de comunicación

Escuchar de forma activa

Una de las mejores maneras de mejorar sus habilidades de comunicación es convertirse en un "oyente activo". Cuando alguien está hablando, ¿está pensando en lo próximo que va a decir? ¿O está pensando en la siguiente tarea? Haga un esfuerzo consciente para permanecer centrado en la persona con la que está hablando mientras estén hablando, y luego piense cómo responder.

Probablemente, la parte más importante de ser un oyente activo consiste en mantener la calma. Eso le permite reflexionar acerca de cómo se siente la persona con la que está hablando. ¿Se siente el hablante frustrado al final de su conversación? ¿Está contrariado? ¿Cuál es el problema real? ¿Desea el hablante que le ayude a resolver un problema? ¿O sólo quiere desahogarse?

Todos necesitamos expresar enfado o alguna queja de vez en cuando. Tratar de dar consejos concretos cuando lo único que busca la otra persona es comprensión puede crear malentendidos y ofensas. Por otra parte, ser sólo comprensivo cuando la otra persona busca consejos concretos, también puede ocasionar problemas. Por este motivo, necesita escuchar bien y cuidadosamente a la otra persona. Esto le permite saber cómo tratar con él o con ella.

Confirmación de lo entendido

Una herramienta de comunicación excelente es "la confirmación de lo entendido". Es decir, después de que la otra persona termine de hablar, dé un breve resumen de lo que se ha dicho.

En ocasiones esta técnica sirve simplemente para que usted y la otra persona tengan claro qué se ha decidido en la conversación. Por ejemplo, tras conversar con el familiar de un paciente sobre la necesidad de ropa de este último, podría decir: "Bien, entonces sabe que su madre necesita algunas batas y las va a traer la próxima semana. Estupendo". Tanto a usted como al familiar les resultará más fácil recordar que se ha tomado una decisión.

La confirmación de lo entendido también puede ayudar en los problemas emocionales. Por ejemplo, si la esposa de un paciente ha hablado acerca de las dificultades con su marido, podría decir: "Comprendo que se sienta mal porque su marido esté aquí. Debe de ser muy duro". Esto hace que la otra persona sienta que le ha escuchado.

¿Alguna vez ha mantenido una conversación con alguien y ha sentido que no le han escuchado realmente? Conocerá un caso parecido a éste:

Begoña: *"Esta es la historia. Parece que mi marido va a dejarme, que mi hija va mal en el colegio, y que el banco va a quitarme la casa".*

Margarita: *"¿Sí? Pero, ¿qué opinas de mi nuevo corte de pelo?"*

Bueno, sabemos que esto es una exageración. Pero sabe a lo que me refiero. Resulta muy frustrante sentir que alguien no ha escuchado lo que estabas diciendo. A través de la confirmación de lo entendido que muestra a la otra persona que hemos estado escuchando podemos solucionar muchos problemas de comunicación.

Mensajes-yo

Otra técnica sencilla pero efectiva es el "mensaje-yo". Esta técnica es muy importante a la hora de intentar resolver un conflicto. Es una buena manera de asegurarse de que está diciendo lo que quiere sin hacer que la otra persona se enfade o se ponga a la defensiva.

Por ejemplo, Corina siente que Gerardo está haciendo su trabajo muy despacio y que está tomando muchos descansos dejándola a ella con más trabajo.

Suponga que se acerca a Gerardo de la siguiente manera: "¡Eres tan perezoso! Siempre descansas cuando quieres y siempre llegas tarde. ¡Cuando trabajas eres tan lento que al final tengo que hacer el doble de trabajo!"

Lo primero que Gerardo escuchó fue una acusación o un "mensaje-tú". Muchos de nosotros nos enfadaríamos en una situación como ésta y dejaríamos de escuchar. Es probable que Corina no consiga que entienda su postura.

Ahora, vamos a ver otro acercamiento que Corina podría haber tenido utilizando un mensaje-yo. La forma de un mensaje-yo es la siguiente:

Cuando _____ *ocurre,*

Me siento _____

porque _____.

Me gustaría que ocurriera _____.

Esto es lo que Corina debería haber dicho, utilizando un mensaje-yo: "Gerardo, cuando te tomas más tiempo en tu descanso, como hiciste ayer, me siento mal porque esto hace que los demás tengamos que trabajar más. Me gustaría que todos volviésemos del descanso a la hora. Eso parece lo más justo para todos. ¿Qué opinas?"

Observe que Corina no ha juzgado a Gerardo como persona. No ha utilizado la palabra "siempre", y no lo ha culpabilizado. Gerardo puede ponerse en el lugar de Corina, y eso puede ayudar a que cambie su comportamiento. Observe también que Corina parece haber esperado un día, probablemente para calmarse, antes de hablar con Gerardo.

El siguiente paso:

Cinco maneras de comunicarse mejor

Intente que esas buenas habilidades de comunicación se conviertan en una costumbre diaria. Cuando tenga problemas para comunicarse con alguien, un paciente, un familiar, un supervisor, o un compañero de trabajo, intente tener estas cosas en cuenta.

1. Invite a tener una conversación

Intente hacer preguntas para "romper el hielo" como: "¿Quiere hablar de ello? o "Parece triste. ¿Le está molestando algo?"

2. Muestre empatía.

Intente ponerse en el lugar de la otra persona. Hágales saber que entiende su situación. Por ejemplo: "Me gustaría que me hablaras más de tus preocupaciones", o "Debe de ser muy difícil…"

3. Sea un oyente activo

Intente repetir lo que acaba de escuchar. Esto puede ser reconfortante. Diga algo como: "Entonces, lo que le preocupa es…"

4. Evite señalar con el dedo

Culpar a otros nunca es una buena manera de acercarse. Los "mensajes-yo" son útiles para evitar que la gente se sienta culpable.

5. Evite las generalizaciones

Las palabras "siempre" y "nunca" rara vez son aconsejables para describir una situación, y hacen que las personas se pongan a la defensiva.

Recuerde

Cuando tenga problemas de comunicación:

- asegúrese de que comprende el problema real.

- dé una respuesta que confirme que ha entendido el mensaje de su interlocutor.

- utilice mensajes "yo".

- evite culpabilizar.

- no generalice.

¿Qué hago cuando...

necesite tratar con mi supervisor?

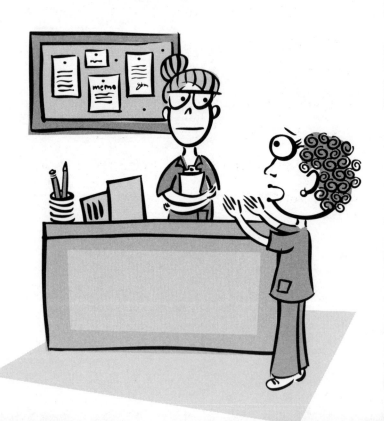

Como asistente de enfermería, la ley dice que usted es un "auxiliar médico" en el cuidado a largo plazo. Dicho de otro modo, trabaja bajo la dirección de una persona autorizada, en su caso, un enfermero. Su relación con su supervisor es muy importante para sentirse satisfecho con su trabajo.

Todas las buenas relaciones profesionales se basan en el respeto. También son necesarias expectativas claras y una buena comunicación continua. Este tipo de relaciones requieren trabajo duro y paciencia. La relación entre el asistente de enfermería y el supervisor no es una excepción.

1er Lo primero que debe hacer:

Entender la relación CNA - supervisor

El mismo objetivo, distinta función

Usted y su supervisor comparten un mismo objetivo, la calidad en el cuidado de los pacientes del centro. Sin embargo, sus funciones son diferentes. Considerar las funciones de cada uno para tener claro lo que espera uno del otro puede ser de gran ayuda.

La función del supervisor es más importante de lo que la mayoría de los asistentes de enfermería creen. La responsabilidad principal del enfermero es cuidar de los pacientes siguiendo las órdenes que dicta el médico. Dependiendo de la magnitud y la organización de su enfermería, su supervisor también puede ser responsable de:

- la contratación de personal, y la búsqueda de sustituciones para los trabajadores ausentes.

- la formación de los nuevos asistentes de enfermería, llevando a cabo programas de formación para el trabajador.

- la preparación del centro para las inspecciones.

- la notificación a los familiares del paciente en caso de enfermedad grave o muerte.

- la coordinación de los esfuerzos de los distintos especialistas, como fisioterapeutas o terapeutas ocupacionales, asistentes sociales y psicólogos.

Su función principal como asistente de enfermería consiste en el cuidado diario de los pacientes. Parece sencillo hasta que se entiende lo que implica la palabra "cuidar". Además de ayudar a los pacientes con las AVD (actividades de la vida diaria) (¡una de estas listas ocuparía una página entera!), su papel consiste en conocer lo que gusta y lo que disgusta a los pacientes, entender a sus familias y sus culturas, y cómo todo ello puede afectar a sus vidas en el centro. El asistente de enfermería ayuda a que el paciente sea más independiente. También trabaja con las familias de los pacientes y observa si se produce algún cambio en el estado de los pacientes.

Dicho de otro modo, usted y su supervisor tienen algo más en común. ¡Ambos están muy ocupados! Tener que llevar a cabo tantas tareas, tratando de decidir cuál de ellas es más importante en un momento dado, y respondiendo a muchas demandas de un momento a otro, genera mucho estrés. Y a su vez, el estrés también hace que la comunicación sea más importante y más difícil.

Comunicación mutua

Para conseguir seguridad y calidad en el cuidado, es imprescindible que comparta la información con su supervisor. Usted depende del informe de expediente de su supervisor para tener información de los pacientes. Y su supervisor depende de usted para tener información de los pacientes para elaborar el informe del próximo expediente. Esta comunicación es básica e imprescindible en todos los centros. Además de estos, existen otros tipos de comunicación que son importantes para personalizar el cuidado y mantener un buen estado de ánimo.

Muchos asistentes de enfermería sienten que sus supervisores sólo les dicen algo cuando han cometido algún error. Si se siente así, intente pedir a su supervisor más tiempo para hablar de sus puntos fuertes y débiles como cuidador. Demuestre a su supervisor que valora la crítica constructiva. Pida ayuda en aquellas parcelas del trabajo que le resulten más difíciles. Ocúpese de su trabajo como cuidador y utilice a su supervisor como recurso y como asesor.

A veces es normal sentirse frustrado por los numerosos fallos en la comunicación que se pueden producir en un centro. También resulta fácil culpabilizar. Cuando los asistentes de enfermería culpan al supervisor de los problemas y el supervisor a su vez culpa a los asistentes de enfermería, la comunicación se detiene.

Compartir información es sólo parte de una buena comunicación continua. El supervisor y el asistente de enfermería son funciones, pero esas funciones las llevan a cabo seres humanos que necesitan ánimo, aprecio y ayuda. En otras palabras, como asistente de enfermería, puede que necesite contactar con su supervisor y empezar a perfilar la clase de relación que desee y necesite.

En ocasiones, los problemas con su supervisor pueden ser simplemente el resultado de un conflicto de personalidad entre ambos. En otras palabras, tenéis "roces" constantemente. Si hasta ahora no ha tenido problemas con los supervisores, y está haciendo bien su trabajo, entonces, usted y su supervisor se pueden ver enredados en un conflicto que ninguno de los dos comprenda. En este caso, es importante no culparse mutuamente, y pedir ayuda a alguien que pueda ayudaros a los dos. Empiece por hablar con el asistente social de su centro.

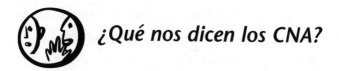 # ¿Qué nos dicen los CNA?

Pedimos a los CNA de todo el país que nos dijeran cómo trabajan con sus supervisores:

¿Cuál es el consejo más importante que daría a otros CNA para que tengan una buena relación con un supervisor?

SARA MUÑOZ
Benedictine Nursing Center, Mt. Angel, Oregón

"Hablar y mantener abiertas las líneas de comunicación".

ROGER DINGESS
Westland Convalescent Center, Westland, Michigan

"Trabajar como un equipo. No traer tus problemas o estados de ánimo de casa al trabajo. Ser un amigo y un compañero de trabajo".

¿Cuál es la mejor manera de tener un buen comienzo con un supervisor nuevo?

ROGER DINGESS

"Hacerles saber que estás a su disposición para que conozcan a los pacientes y al personal. Ser abierto en la comunicación porque probablemente aprendas algo nuevo de esa persona. Hacer bien tu trabajo".

¿Qué es lo mejor que puede hacer un supervisor para ayudarle a hacer bien su trabajo?

CAROLYN WILLIAMS

Estes South, Birmingham, Alabama

"Decir 'gracias' y que estás haciendo un buen trabajo. Dar ánimos".

JEN KEEFE

Golden View Health Care Center, Meredith, New Hampshire

"Mostrar respeto hacia tus opiniones porque tú eres quien aporta la mayor parte del cuidado".

ROGER DINGESS

"Mantenerse informado de los cambios en la situación o en el cuidado de un paciente. Comunicarse abiertamente".

¿Qué nos dicen los supervisores?

Y para ser justos, también hemos preguntado a algunos supervisores qué piensan sobre su relación con los CNA.

¿Qué es lo más importante que un CNA puede hacer para ayudarle?

SUE WIECZOREK
Jefe de enfermería, Villa Crest, Manchester,
New Hampshire

"Comunicarse y ser respetuoso con la situación de todos. Mantener a todos informados de cualquier acontecimiento nuevo".

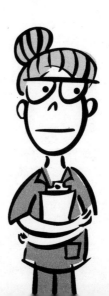

¿Qué es lo peor que puede hacer un CNA en su trabajo?

FRENCHIE PIERCE
**Jefe de enfermería, New Community Extended Care Facility,
Newark, Nueva Jersey**

"El respeto mutuo es lo más importante, por lo que ser grosero con un supervisor, compañero o paciente es lo peor que un CNA puede hacer.

¿Cómo soluciona un conflicto con un CNA?

SUE WIECZOREK

"Me aseguro de que mi puerta esté abierta para ellos".

FRENCHIE PIERCE

"Les hago saber que siempre me pueden hacer preguntas y hablarme personalmente de los problemas que están teniendo".

Recuerde

Las reglas para llevarse bien con su supervisor.

LO QUE PUEDE HACER:

- Ver a su supervisor como un colega y como una fuente de ayuda.

- Preguntar la información que necesite.

- Comunicar la información acerca de los cambios en el estado de un paciente.

- Mantener el sentido del humor.

- Aceptar la crítica constructiva.

- Ser flexible a la hora de aceptar las tareas.

- Preguntar si no está seguro de lo que se espera de usted.

Recuerde

Las reglas para llevarse bien con su supervisor.

LO QUE NO DEBE HACER:

- Ver a su supervisor simplemente como el "jefe".

- Ser reacio o reservado a la hora de buscar información importante.

- No ofrecer información sobre los pacientes, incluso si siente que no le escuchan.

- Reaccionar ante el enfado o irritabilidad de otros, o ante otros comportamientos provocados por el estrés.

- Tomarse de manera personal una crítica de su trabajo.

- Insistir en algunas tareas.

- Fingir comprender aquello de lo que no está seguro.

5

¿Qué hago cuando...

tenga que ocuparme de los familiares?

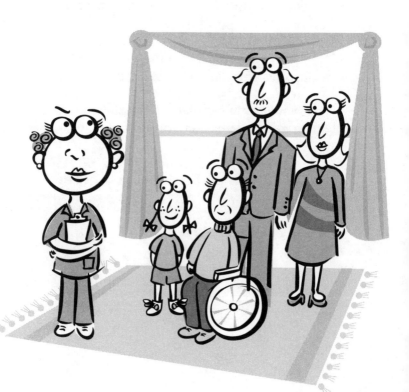

Cuando los asistentes de enfermería y las familias trabajan juntos, todo el mundo se beneficia. Las familias confían en que sus parientes están bien cuidados y los pacientes se sienten menos deprimidos y más felices con sus vidas. Además, los asistentes de enfermería hacen mejor su trabajo cuando las familias les informan acerca de las necesidades especiales y de los problemas de los pacientes.

Lo primero que debe hacer:

Comprender la importancia de los familiares

Los familiares pueden facilitar la difícil transición a la vida en la enfermería, y sus visitas pueden ayudar a organizar el tiempo de los pacientes y hacer que sus días no resulten monótonos. Una breve conversación entre un familiar y un asistente de enfermería también puede ayudar a que este último no vea sólo a "un enfermo de alzheimer", sino a un profesor excepcional o a alguien a quien le encantaba pescar.

Sin embargo, las lagunas en la comunicación pueden causar problemas. Aunque los familiares puedan ayudar a los pacientes de muchas maneras, a veces intentan desarrollar funciones propias de un asistente. Por ejemplo, los maridos y las esposas de los pacientes pueden creer que aún son los principales encargados de su cuidado. Además, los asistentes de enfermería pueden creer que son los encargados del cuidado del paciente. De pronto, tareas como alimentar o bañar a un paciente pueden ocasionar disputas entre los familiares y los asistentes de enfermería.

Si las familias no comprenden las normas de las enfermerías se pueden originar más conflictos. Por ejemplo, un familiar puede quejarse a un asistente de enfermería del horario que la administración ha fijado para el paciente. O se pueden quejar de la dieta del paciente, determinada por el médico. En casos como éste, los asistentes de enfermería pueden llevarse la culpa de aspectos que ellos no controlan.

Jane Traupmann, un terapeuta familiar que ha trabajado en enfermerías, dice lo siguiente:

"Muchas familias sienten un tremendo sentimiento de culpa ante la decisión de ingresar a un familiar en una enfermería. Se sienten aliviados y asustados al mismo tiempo. La decisión de ingresar a una persona querida es, en la mayoría de los casos, muy difícil. Es conveniente que los asistentes de enfermería tengan esto en cuenta cuando tienen problemas con los familiares. Parte del enfado que las familias sienten ante la situación puede proyectarse a los asistentes de enfermería, ya que son ellos los que mantienen el contacto con la mayoría de las familias".

El siguiente paso:

Algunas formas de tener una relación mejor con los familiares

Exprésese

El simple hecho de escuchar las preocupaciones de una familia puede ayudarle a tener una buena relación con ellos. Un sociólogo que habló con más de 100 familiares de pacientes en enfermerías descubrió que aunque los familiares se preocupaban mucho por la calidad de los cuidados, les preocupaba más si los asistentes de enfermería cuidaban a sus pacientes como personas.

Resulta sencillo hacer saber a los familiares que se preocupa. Intente emplear un rato hablando con ellos cuando vayan a la enfermería.

Comparta con ellos las actividades diarias de los pacientes, lo que les gusta y lo que les disgusta. Esta sencilla forma de comunicación permite que los familiares observen que está cuidando de la persona a la que quieren, y que piensa en él no sólo como paciente, sino como un miembro de la familia.

Compartir es también cuidar

Otra manera de ayudar a personalizar el cuidado del
paciente consiste en animar a las familias a crear un
tablón (o álbum de recortes) con información de la
persona querida. El tablón puede
contener todo tipo de cosas que
permitan al personal conocer la
historia del paciente: fotografías,
premios, diplomas, cartas,

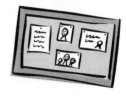

cualquier cosa que resuma al paciente como
persona. Esta es una buena manera de compartir
información para saber quién era el paciente antes de
venir a la enfermería. Además también aporta
información importante a los nuevos empleados que
todavía no conocen al paciente, y puede ser útil como
punto de partida en la conversación con los familiares.

Conozca sus limitaciones

No debe olvidar que no tiene que hacerlo todo usted.
A veces, los familiares tendrán problemas o quejas
constantes que simplemente no podrá solucionar.
Asegúrese de que informa de esas dificultades a su
supervisor, que es la persona que puede poner en
contacto al familiar con el asistente social, director de
enfermería, director médico o administrador. Recuerde
que puede que los familiares no sepan a quién dirigirse
para resolver el problema, por lo que indicarles la
dirección correcta no implica "desentenderse", sino
que puede ayudar a resolver el problema.

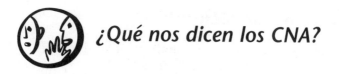 ¿Qué nos dicen los CNA?

Tres CNA compartieron sus opiniones sobre la relación con los familiares:

CAROL MCMANUS
Beverly Oak, Melbourne, Florida

"Hoy, una paciente me ha enseñado algunas fotos de sus nietos que le acababan de llegar por correo electrónico. Le dije lo guapos que eran. Ella no ve muy bien, y le aseguré que eran muy guapos. Después le hablé de mis nietos. Debe recordar que nuestras familias son importantes para todos nosotros.

No puedo contarle ninguna historia desagradable. Disfruto mucho con las familias de los pacientes. Son todos muy simpáticos. Si les tratas con respeto, ellos te respetan a ti.

Intento ser como un amigo. Hablar con ellos sobre temas del exterior. Siempre les trato como a amigos que vienen de visita. Lo que más me gusta de este trabajo es la interacción con los pacientes y sus familias.

Con los nuevos pacientes, todo consiste en hacer saber a la familia que te preocupas por su familiar, que el paciente es lo primero y que trabajarás duro para hacer que su ser querido se sienta como en casa.

He tenido algunos pacientes que han muerto. Cuando sus familias vienen para recoger sus cosas personales, intento tratarles con respeto, con empatía. Recojo las cosas personales del paciente para que la familia no tenga que pasar por eso.

Lo peor que se puede hacer es no mostrar respeto a la familia".

DEBORAH DINWIDDIE
C. Davis Home, Wilmington, Carolina del Norte

"Cuando una familia viene aquí por primera vez, normalmente viene muy nerviosa. Procuro estar allí en el momento y me presento luciendo una gran sonrisa, le sorprendería ver cómo la gente olvida hacer eso. Me aseguro de hacerles saber que me pueden llamar siempre que necesiten algo.

Cuando un familiar está enfadado o triste, le miro directamente a la cara y le pregunto qué ocurre para ver si hay algo que yo pueda hacer al respecto. La mayoría se calma rápidamente cuando saben que alguien les escucha de verdad".

SUSAN GOODWIN

Avalon Manor, Waukesha, Wisconsin

"¿Trabajar con las familias de los pacientes? ¡Esa es la parte divertida del trabajo!

Intento establecer relaciones muy positivas. Siempre les tuteo, parece menos formal, más cercano. Eso me gusta.

Necesitamos a la familia, porque tenemos que conocer al paciente. Necesitamos descubrir lo que les gusta y lo que les disgusta. Me encanta hablar con las familias, puedes aprender algo sobre el paciente que quizás desconocías. Puede que más tarde lo puedas utilizar. Necesitamos trabajar juntos".

Recuerde

Asegúrese siempre de:

- aprender todo lo que pueda de los familiares acerca de la vida del paciente antes de venir a la enfermería.

- hacer saber a las familias que también usted se preocupa por su ser querido.

- ayudar a los pacientes, a los familiares y a los compañeros a comunicarse a través de los tablones, álbumes de fotos, álbumes de recortes, etc.

- conocer sus limitaciones.

- hacer uso de las buenas habilidades de comunicación con las familias.

¿Qué hago cuando...

los pacientes se enfaden y estén agresivos?

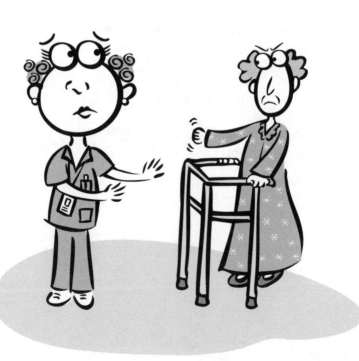

Uno de los aspectos más desafiantes del trabajo como asistente de enfermería consiste en tratar con pacientes que agreden física y verbalmente. Resulta difícil saber cómo reaccionar cuando los pacientes se enfadan, gritan o golpean al personal. En este capítulo, compartimos algunas ideas de los expertos sobre cómo comprender y manejar aquellas situaciones en la que los pacientes reaccionen de manera agresiva.

1er Lo primero que debe hacer:

Comprender por qué los pacientes se enfadan y se vuelven agresivos

Ana, una asistente de enfermería, lleva una bandeja con comida a uno de sus pacientes. Cuando Ana intenta ayudarle, el paciente grita, "¡Estoy harto de que me digan siempre lo que tengo que hacer, vete de aquí!" Entonces el paciente golpea a Ana y tira la bandeja al suelo. Ana quiere llorar y se pregunta cómo se le ha ido de las manos la situación.

Aunque no hablamos de ello frecuentemente, la mayoría de los asistentes de enfermería están familiarizados con esta situación. Una amplia investigación sobre los asistentes de enfermería reveló que la mayoría habían sido insultados más de una vez el año pasado. Y lo que es peor, la mayoría de ellos habían sido empujados, agarrados o heridos de algún modo al menos alguna vez durante el año pasado. Los asistentes de enfermería encontraron estos incidentes muy preocupantes y se sienten impotentes por no poder evitarlos.

Seamos sinceros: de todos los
factores que provocan estrés en
los asistentes de enfermería, el
peor es tener enfrentamientos
violentos con los pacientes.

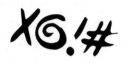

Aunque sepas que el paciente no lo hace a
propósito, también te enfadas. Y la parte más dura es
no saber qué hacer. El asistente de enfermería al que
acaban de golpear o insultar se pregunta: "¿Qué
podría haber hecho? ¿Fue culpa mía?"

El primer paso para relacionarse con pacientes
agresivos es comprender el origen de ese
comportamiento. Hay varios motivos, entre los que se
encuentran:

- **Las condiciones físicas**
  Los daños en el cerebro a veces pueden provocar un
  comportamiento agresivo. La demencia también
  puede provocar arrebatos verbales y físicos,
  particularmente entre los pacientes con un nivel
  moderado de disfunción mental. Muchos CNA
  consideran que lo que más les puede ayudar cuando
  un paciente les agrede es recordar esto: La persona
  que hace esto es porque padece una enfermedad que
  afecta a su comportamiento, y no porque "intente
  ser antipático" o porque sea una persona malvada.

- **Experiencias de la vida**

  Puede que entre sus pacientes se encuentren
  personas con un historial de comportamientos
  violentos. Puede que a lo largo de sus vidas, esas
  personas se hayan enfrentado a las situaciones de
  enfado utilizando la violencia, y
  simplemente reproduzcan este
  comportamiento en la
  enfermería.

- **Factores ambientales**

  Cuando un paciente siente que está
  fuera de control o frustrado con su situación
  inmediata, puede que agreda o grite al cuidador.
  Debido a que las situaciones en las que el cuidado
  es directo, como bañar, dar de comer y vestir
  pueden ser confusas y frustrantes para los pacientes,
  es probable que se den comportamientos agresivos.

Comprensión frente a personalización

Beth Hudson, experta en este campo, sugiere a los
asistentes de enfermería que intenten no llevar la
agresión al ámbito personal. A excepción de aquellos
casos en los que se provoque directamente a los
pacientes, debería recordar que usted no es responsable
del enojo que el paciente siente. Beth también señala
que todos los asistentes de enfermería experimentan en
algún momento la agresión física o verbal de los
pacientes, por lo que no es sólo el problema de uno de
ellos. Para ayudar a los pacientes y a los asistentes de

enfermería a reducir el comportamiento agresivo, el personal tiene que trabajar unido a fin de buscar las causas de este comportamiento.

Tal vez, lo mejor que puede hacer es descubrir el motivo por el que el paciente está enfadado, inquieto o combativo. Esto le puede llevar algún tiempo, pero comprender el motivo por el que el paciente está enfadado o triste, en lugar de simplemente intentar completar la tarea como cuidador, merece la pena a largo plazo.

Tomarle la temperatura al paciente es una buena idea ya que, generalmente, los cambios de comportamiento son los primeros signos de infección en los pacientes que padecen demencia. A veces, los pacientes han sufrido daños menores como torceduras o daños musculares que responden rápidamente a la medicación.

Cuando la comunicación falla

En ocasiones podrá hablar acerca de una situación con un paciente enfadado y encontrar una solución. Sin embargo, y especialmente cuando un paciente agresivo padece demencia, es probable que la comunicación verbal no le aporte la información que necesita para resolver la situación. Los expertos afirman que los indicios físicos pueden ayudar en estos casos.

Señalan que es importante acercarse a la persona agresiva con calma. Si observa cuidadosamente a sus pacientes, puede detectar los signos de enfado y frustración.

Una manera de calmar a un paciente inquieto es sentarse con él o con ella empleando unos momentos de tranquilidad antes de iniciar la tarea como cuidador. Esto es muy importante si el paciente está inquieto. La clave está en invertir el tiempo suficiente en la situación para calmar al paciente o para hacer que el ambiente sea más tranquilo y más seguro para él o para ella.

Si siente que también usted se está enfadando, respire profundamente, retroceda uno o dos pasos y pregúntese qué está pasando. "Bien, ¿Realmente tengo que hacer esto ahora? ¿Puede ayudarme alguien? ¿Puedo hacer esta tarea más tarde?" (Uno de los ejercicios de relajación que mencionamos en un capítulo anterior puede ayudar en esta situación.)

El siguiente paso:

Protegerse

No podemos eliminar todo el enfado del paciente. Pero puede evitar que un paciente agresivo le agreda o le insulte. Tiene que saber cómo evitar que una situación de enfado se convierta en una agresiva. Las siguientes sugerencias pueden serle de ayuda.

1. Tono de voz y volumen

Devolver los gritos a un paciente, sólo empeorará la situación. Utilice un tono calmado, sin amenazar.

2. Postura del cuerpo

Cuando alguien está enfadado, deseamos tranquilizarle. Sin embargo, esto puede provocar una respuesta física negativa en el paciente. Puede interpretar el gesto como un ataque, aún cuando la intención sea la contraria. Es importante no tocar al paciente cuando esté muy enfadado. Esté también atento a su propia postura hacia el paciente. Señalar con el dedo o ponerse tenso no ayudará a un paciente enfadado. Asegúrese de que se encuentra a la altura de los ojos del paciente. Si el paciente está en una silla de ruedas, intente sentarse cerca de él o de ella.

3. Distancia

Acercarse al paciente demasiado puede empeorar las cosas. El paciente puede sentirse amenazado si se acerca demasiado, y puede reaccionar agrediéndole. Dé siempre a una persona enfadada el espacio que desee.

4. Flexibilidad

Si el paciente se enfada por una tarea que usted está intentando llevar a cabo, déjela y dele tiempo para calmarse. Recuerde que el enfado de un paciente se produce a menudo en respuesta a una pérdida del control. Intente que el paciente recupere el sentido del control ofreciéndole regresar más tarde o dándole a elegir opciones para realizar la tarea como prefiera.

5. Pida ayuda

Siempre es una buena idea preguntarse si usted es la persona más indicada para tranquilizar al paciente agresivo. Puede que el paciente tenga a una persona favorita a la que puede pedir ayuda. O también puede darse cuenta de que necesita la ayuda de un enfermero o de un asistente social para manejar la situación. Lo mejor es pedir ayuda si la necesita.

¿Qué nos dicen los CNA?

Genevieve Gipson, creador del Career Nurse Assistants Program en Ohio, preguntó a los asistentes de enfermería cómo ayudaban a los pacientes a sentirse más tranquilos. Estas son algunas de sus ideas:

"A veces me ha asustado el hecho de que los pacientes pudieran herirme o golpearme, pero permanecía en calma y creo que eso ayudaba a que permanecieran tranquilos".

"Además de calmar al paciente, también te tienes que tranquilizar a ti mismo".

"Siempre les digo mi nombre y les llamo a ellos por el nombre".

"Nunca grito o asusto a una persona".

"Tengo cuidado de no asustarlos si están pensando en sus cosas".

"Les doy tiempo para responder antes de continuar".

"Presto atención a las cosas pequeñas y hablo un poco".

"Digo cuando volveré exactamente, y lo hago".

Recuerde

- No tome la agresión de los pacientes como algo personal.

- Intente descubrir lo que disgusta al paciente.

- Retroceda o siéntese con el paciente.

- Hable con un tono de voz bajo y calmado.

- Vuelva más tarde.

- Pida ayuda a otro CNA si es necesario.

7

¿Qué hago cuando...

mi familia y mi trabajo me llevan por caminos distintos?

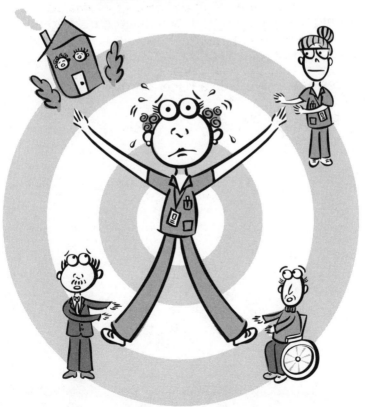

Por lo general, los mejores asistentes de enfermería son aquellos que ya han tenido experiencia en el cuidado de personas. Sin embargo, en muchos casos, especialmente en el caso de padres de niños pequeños o de los asistentes de enfermería que cuidan de padres mayores, esto implica que el asistente siempre esté "de servicio". Nunca parece haber suficiente tiempo. Se siente que el propio tiempo es el enemigo, y que siempre hay alguien en casa o en el trabajo que está siendo estafado. Conocer sus límites puede ayudarle a hacer un mejor uso de sus puntos fuertes.

Lo primero que debe hacer:

1er

Observar el estrés en la familia y cómo le afecta en el trabajo

Julia, una asistente de enfermería que lleva trabajando seis meses, es madre soltera de dos niños mellizos de cuatro años, y de una niña de cinco. Antes de decidirse a trabajar como asistente de enfermería, acordó con su madre que ella recogería a la niña de la guardería todas las mañanas y que cuidaría de los mellizos hasta que llegara a casa. La madre de Julia estaba feliz de pasar el tiempo con sus nietos y parecía un plan perfecto. Hace dos semanas, la madre de Julia sufrió un derrame cerebral y tuvo que ser hospitalizada.

 Julia teme que tendrá que dejar su trabajo si no puede encontrar a alguien para que cuide de sus hijos. También le preocupa su madre, la cual necesita ahora su ayuda. Y para colmo, uno de los pacientes se ha quejado hace poco de que Julia era irritable y hostil.

Mire donde mire, Julia sólo encuentra problemas. Estos días se siente como una mala madre, una mala hija, y últimamente, como una mala asistente de enfermería.

Si es un asistente de enfermería con responsabilidades familiares, estará muy familiarizado con el estrés y la presión a la que se ven sometidas personas como Julia. Aprender a distribuir el tiempo y a controlar el estrés le ayudará a "equilibrar la carga". Especialmente cuando parece imposible resolver los problemas, necesita relajarse. Estando tenso y preocupado, no puede solucionar los problemas ni planificar una estrategia eficaz.

Nadie es perfecto

Los cuidadores, entre los que se incluyen los asistentes de enfermería, tienen frecuentemente expectativas elevadas de si mismos. Siempre que estas expectativas sean realistas, este tipo de compromiso nos ayuda a ser buenos cuidadores en casa y en el trabajo. Pero cuando nuestras expectativas son demasiado elevadas, tendemos a sentirnos culpables por no cumplirlas, lo cual genera estrés.

Cuando estamos estresados, no podemos pensar claramente y cometemos errores o emitimos juicios erróneos. Cuando nos damos cuenta de que hemos cometido un error, también nos sentimos culpables por eso, lo cual crea más estrés, y así hasta que nos agotamos.

Si se está sintiendo de forma regular de mal humor y resentido, convencido de que no importa lo mucho que dé porque nadie le aprecia, puede que esté experimentando los primeros síntomas del agotamiento. Observar detenidamente sus expectativas y realizar algunos ajustes es el primer paso hacia el equilibrio.

En su libro *Good Enough Mothers* (Princeton: Peterson's, 1993) Melinda M. Marshall escribe, "No existe la madre perfecta (o el padre perfecto), ni siquiera las mamás a tiempo completo...en su lugar todos nos deberíamos centrar en cuántos de nosotros somos lo suficientemente buenos". El intento de ser un padre perfecto está siempre avocado al fracaso. Si un padre decide primero qué cosas son las más importantes para ser un buen padre, y encuentra el modo de llevarlas a cabo, se solucionarán más fácilmente muchos problemas. De hecho, ni siquiera aparecerán otros problemas menos importantes.

En *Modern Maturity*, John Wood afirma que hay demasiada gente que cree que deben cuidar de sus padres de la misma manera que sus padres cuidaron de ellos. No obstante, muchos estudios muestran que los padres mayores prefieren ser tan independientes como sea posible.

El siguiente paso:

Tomar medidas para reducir el conflicto trabajo-familia

Administración del tiempo

Muchos de nosotros utilizamos listas de comprobación para asegurarnos que no olvidamos las cosas que planeamos hacer. Sin embargo, es más importante clasificar las tareas en la lista por orden de prioridad.

Recuerde también programar un tiempo para disfrutar de un amigo o de una actividad que le guste. Para cuidar personas tiene que estar fresco. Ocuparse de los demás empieza por ocuparse de uno mismo.

Canalización del estrés

Revise el capítulo sobre el estrés en este libro. Recuerde que una de las mejores maneras de liberar el estrés es tomarse unos momentos para respirar profundamente, y tensar y relajar los músculos de su espalda y de sus piernas. Puede entrenarse para hacer esto siempre que empiece a sentirse agobiado. Algunas personas consideran que la meditación, que deja salir las preocupaciones temporalmente, les ayuda a renovarse. Otros aprenden a tatarear una melodía tranquila que les guste, independientemente del sonido discordante que produzca, hasta sentirse más tranquilos.

Es muy importante no utilizar medicamentos ni alcohol para reducir el estrés. La "ayuda" que ofrecen los medicamentos puede provocar problemas en la salud, trastornos mentales e incluso adicción.

Contacte con otras personas

La manera más eficaz de reducir el estrés es hablar con otras personas que le puedan ayudar a levantar el ánimo, que le permitan desahogarse durante un rato, o que le ayuden a ver las cosas desde otra perspectiva. Si no hay un grupo de apoyo a los asistentes de enfermería en su lugar de trabajo, hable con su supervisor y considere la posibilidad de crear uno. Los niveles de estrés disminuyen cuando las personas comparten sus problemas.

Como asistente de enfermería, usted trabaja cuidando a otras personas. En ocasiones, puede parecer que las exigencias del trabajo y de la familia le empujan hacia direcciones distintas. Pero para encontrar soluciones prácticas, debe estar tranquilo, planificar su tiempo de manera realista, cuidarse, y no olvidar pedir ayuda. Si está combinando las complejas exigencias del trabajo como asistente de enfermería con las responsabilidades familiares, entonces tómese un momento y felicítese. Se lo merece.

Cinco sugerencias para ayudarle a "equilibrar la carga"

1. Conozca sus puntos fuertes y sus puntos débiles

A todo el mundo se le dan mejor unas cosas que otras. No permita que el orgullo le impida pedir ayuda en aquellas situaciones que sean especialmente difíciles para usted.

2. Planifíquese

Intente anticiparse a las situaciones que le agobian y tenga un plan preparado. Siempre es mejor trazar una estrategia cuando no se está inmerso en una situación.

3. Descanse mentalmente y emocionalmente

En ocasiones, pasar de una situación estresante a otra nos puede hacer sentir tan nerviosos que podemos olvidarnos de lo que realmente es importante. A veces es mejor dejar a un lado la carga emocional de la situación durante unos momentos.

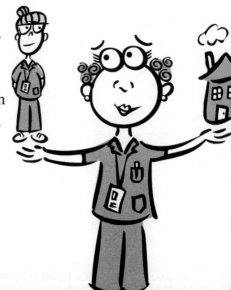

4. Realice transiciones definitivas

Algunas personas utilizan el tiempo que tardan en desplazarse de casa al trabajo y viceversa para liberar el estrés. Evidentemente, llevar el estrés del trabajo a casa dificulta las relaciones familiares. Y tampoco beneficia llevar los problemas familiares al trabajo. Algunas personas marcan la transición con algún tipo de ritual: por ejemplo, quitarse los zapatos en la puerta (y dejar el estrés del día de trabajo con ellos cuando cruzan el umbral). Otros se quitan la banda identificativa al final de su turno, y se lo vuelven a poner cuando empiezan el día siguiente, para que les recuerde su identidad profesional.

5. No olvide reírse

Las personas que se toman las cosas de la vida con sentido del humor viven más tiempo, y están más sanas. Si nada de lo que le rodea es divertido, puede que sólo haya perdido la habilidad para verlo. Pase algún tiempo con alguien que se ría mucho. ¡Es contagioso!

¿Qué nos dicen los CNA?

Hemos preguntado a dos CNA que tienen responsabilidades familiares qué hacen para equilibrar su vida:

GWENDOLYN GOSA
Sunset Manor, Guin, Alabama

Tres chicos: Matthew (6), Tyler (5), Jon-Michael (1) y el marido, Christopher

"Trabajo desde las 7 de la mañana hasta las 3 de la tarde. Mis hijos están en una guardería. Cuando llego a casa, desarrollo mi otro trabajo: cuidar de los niños. Resulta difícil. Tienes que equilibrarlo. Les baño y les hago la cena. Después de acostarles, me relajo un poco. Normalmente, tomo una ducha caliente, veo un poco la tele, y después me voy a la cama. Intento hacer cosas relajantes.

Mi marido me ayuda mucho. El también trabaja todo el día, desde las 7:30 de la mañana a 6 o 7 de la tarde. Me ayuda para que no me estrese tanto.

También trabajo los fines de semana. Los fines de semana son más fáciles para mí porque mi marido no trabaja y por lo general puede cuidar de los niños. Me ayuda más durante los fines de semana que durante la semana".

Sugerencias para los nuevos asistentes de enfermería:
"Mantenerse tranquilo, intentado no agobiarse. Todo se solucionará. También hay que rezar un poco. Simplemente, pensar que se puede hacer y ser fuerte".

CHRISTA CULVER
St. Vincent's Care Center, Bismarck, Dakota del Norte
Dos hijas: Jennifer (7), Kristi (6) y su marido Scott

"Cuando mis hijas eran más pequeñas, mi marido me ayudaba bastante. Trabajábamos por turnos. Yo trabajaba los turnos de tarde, y nos intercambiábamos en casa con las niñas. Ahora las niñas están en el colegio durante el día. Mi marido las acerca cuando va de camino al trabajo, y yo las recojo cuando termino de trabajar a las 2:30.

"Normalmente mi marido tiene los domingos libres, pero mi horario no es fijo. A veces sólo están él y las niñas. Y a veces sólo estoy yo y las chicas. Me gusta leer para ellos. O que alguna de ellas lea para mí. Me gusta sentarme y escuchar sus historias.

"Mi marido y yo formamos un equipo. Por eso reservamos para nosotros las noches de los miércoles, y las niñas van a casa de su abuela. De esa manera tenemos un tiempo de calidad como pareja.

"De hecho, pienso que ser asistente de enfermería ha contribuido a mejorar mi vida familiar. Porque a veces,

tienes que tener mucha paciencia con los pacientes, y eso me ayuda a ser más paciente en casa, cuando las niñas se están peleando por un juguete, o algo así. En lugar de ponerte de parte de una, intentas escuchar a ambas partes.

Sugerencias para los nuevos asistentes de enfermería: "Valorar los días libres con sus hijos. En invierno, hacer peleas con bolas de nieve. Hacer cosas pequeñas como caminar por el parque o ir al zoo. Pasar tiempo de calidad con ellos".

Recuerde

- En primer lugar entienda cuáles son las demandas que están provocando el conflicto.

- Evite el deseo de querer ser perfecto en todas las áreas de su vida.

- Distribuya su tiempo.

- Canalice el estrés.

- Pida ayuda y consejo a otras personas.

- Conozca sus límites.

Conclusión

Su función está cambiando

Como asistente de enfermería, su función está cambiando. Actualmente, los CNA (Certified Nursing Assistant, asistente de enfermería con certificación) son ampliamente reconocidos como los principales encargados del cuidado en las enfermerías y no simplemente como asistentes de los enfermeros. Usted es un miembro importante en la comunidad del cuidado a largo plazo y el lugar de trabajo depende de usted: de sus habilidades, conocimiento, compasión e integridad personal.

Usted es la persona directamente responsable del cuidado diario y de la calidad de vida del paciente. Usted es la persona en la enfermería que conoce las necesidades individuales del paciente, como también sus deseos, esperanzas, temores y capacidades. Usted es la persona que puede advertir un cambio sutil en el ánimo, el comportamiento, el apetito y la condición general que puede indicar la necesidad de pruebas o tratamientos a cargo de otros miembros del equipo.

Su trabajo es muy distinto del de los demás: usted es un compañero, un amigo, un aliado. Las herramientas de su oficio son paciencia, empatía y cortesía. Edificios nuevos, equipos avanzados, medicinas milagrosas: nada es tan importante para la calidad de vida de los pacientes como el cuidado afectuoso que usted les ofrece diariamente.

Entienda su mérito

En una sociedad que tiende a jerarquizar a las personas según la cantidad de dinero que poseen, puede ser difícil para usted, como asistente de enfermería, darse cuenta de su propio mérito. Probablemente no haya muchas personas que le agradezcan el trabajo difícil y esencial que realiza. Muchos de los pacientes bajo su cuidado no están en condiciones de agradecerle nada. A veces los enfermeros y administradores están muy ocupados con sus propias tareas como para acordarse de expresarle su agradecimiento. Con demasiada frecuencia, las familias no reconocen sus esfuerzos. En consecuencia, quizás llegue a sentirse como "un subordinado en el tótem".

Algunos CNA han reaccionado frente a este sentimiento adoptando una actitud de "me quedo tranquilo y hago lo que me ordenan". Sin embargo, en los centros de cuidado a largo plazo de hoy en día no se puede ser un buen cuidador con esa actitud. He aquí otra forma de considerar la situación:

> *"Es cierto que nuestro trabajo no es muy llamativo, pero no está mal, somos la base. No se edifica una casa de arriba hacia abajo, sino de abajo hacia arriba."*
>
> **– Ernestine Cofield, CNA**

En nuestro trabajo con los CNA durante varios años, en distintas clases de centros, hemos aprendido dos cosas importantes: que se necesita una persona muy especial para realizar este trabajo. No todas las personas están capacitadas para hacerlo. Se necesita valentía, compasión y creatividad. Y también aprendimos que todos los CNA comparten una fuente secreta de sabiduría.

Gracias a usted

No obstante, antes de que revelemos ese secreto, hay algo más que quisiéramos decirle: gracias. Gracias en nombre de nuestros pacientes, sus familias, su jefe y su comunidad por la atención que le dispensa a los más débiles de nuestra sociedad.

Y gracias también por ayudarnos a recordar los valores importantes de la vida. Viendo la televisión, yendo al cine y leyendo el periódico podría creer que la vida consiste en amasar fortunas, obtener victorias y exagerar las cosas. Sin embargo, como asistente de enfermería, en el trabajo que realiza diariamente usted ratifica totalmente que el verdadero sentido de la vida consiste en ser civilizado, amable y humano. Por lo tanto, gracias por mantener nuestra esperanza y preservar nuestra fe en las personas. Gracias por hacer todo lo posible para que demos lo mejor de nosotros.

Y ahora, el secreto

He aquí lo que descubrimos al conversar con miles de asistentes de enfermería sobre la tarea que desempeñan. ¿Está listo? Aquí va. Todo lo hacen con mucho amor. Correcto. Amor.

Píenselo. Las personas que trabajan en esta profesión por mera necesidad económica, no duran mucho tiempo en el trabajo. No en las enfermerías de hoy en día. Además, hay miles de formas más simples de ganarse la vida.

Piense un poco más al respecto. Por cien euros la hora, mil euros la hora, por cualquier suma de dinero, ¿podría ser alguien un buen asistente de enfermería, en especial en algunas de las situaciones cotidianas que hemos analizado en este libro, si no estuviera motivado por el amor hacia el prójimo?

Pero no se conforme sólo con nuestro relato, escuche a algunos de sus colegas:

> *"Creo que sólo por hacer mi trabajo ya me estoy ganando el cielo. He sido un CNA durante casi 10 años y no cambiaría mi profesión por ninguna otra. No existe ningún trabajo que llegue tan profundo al corazón de otra persona como el hecho de ser un CNA."*
>
> **– Becky Etienne, CNA**

> *"Para ser asistente de enfermería, hay que ser una persona especial. Hay que ser amable, servicial, generosa: somos profesionales en nuestra área. Es realmente una profesión muy gratificante. Debes cuidar a estas personas."*
>
> **– Janet Desroches, CNA**

> *"Si te pones a pensar, este trabajo es muy gratificante. Trabajé durante 20 años como ayudante de enfermería. Luego regresé a la escuela y llegué a ser una Asistente de enfermería graduada. Siempre disfruté de mi trabajo. Te sientes bien, sabiendo que los pacientes dependen tanto de ti. Son como de la familia. Los quiero mucho."*
>
> **– Elsie Tisdale Davis, CNA**

Esperamos que este libro le haya parecido útil y alentador. Esperamos que sea su material de consulta ante situaciones difíciles y que comparta los conocimientos obtenidos con otros CNA.

Y esperamos que nunca se olvide de la importancia y la naturaleza verdadera del trabajo que realiza.

❖   ❖   ❖

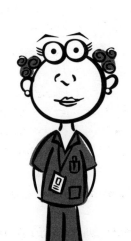